L'ART DE TRACER

LES

CADRANS SOLAIRES.

OUVRAGES DU MÊME AUTEUR.

Mémoires sur le Régulateur à force centrifuge et les accroissements de force dans les machines de Wolf. In-8 avec planche; 1857 . . . . 3 fr.

Théorie du calcul des éléments des Escaliers, à l'usage des Constructeurs. In-8 avec planches; 1853 . . . . 2 fr. 25 c.

Mémoire sur la théorie des Éclipses de lune et de soleil et la détermination de l'aplatissement des méridiens terrestres. In-8; 1855 . . . . 2 fr. 25 c.

Les Analogies de la Géométrie élémentaire, ou la Géométrie dans l'espace ramenée à la Géométrie plane.

Ouvrage conçu de manière que tout élève, après avoir compris une proposition quelconque de Géométrie plane, pourra, de lui-même, s'élever immédiatement, et presque sans efforts, à tous les cas semblables de la Géométrie dans l'espace: *deuxième édition.* — Cette Méthode, autorisée par le Conseil de l'Instruction publique, abrège de moitié le temps ordinaire des études géométriques. Prix . . . . 5 fr.

Cours de Mécanique appliquée. In-8. avec 211 figures dans le texte; 1858 . . . . 8 fr.

Le dépôt légal de cet Ouvrage a été fait à Paris dans le cours de 1863, et toutes les formalités prescrites par les Traités sont remplies dans les divers États avec lesquels la France a conclu des conventions littéraires.

Mallet-Bachelier

PARIS. — IMPRIMERIE DE MALLET-BACHELIER,
Rue de Seine Saint-Germain, 10, près l'Institut.

L'ART DE TRACER

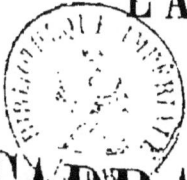

LES

CADRANS SOLAIRES,

A L'USAGE DES INSTITUTEURS

ET DES PERSONNES QUI SAVENT MANIER LA RÈGLE
ET LE COMPAS.

Par A. MAHISTRE,

Professeur à la Faculté des Sciences de Lille.

APPROUVÉ PAR LE CONSEIL DE L'INSTRUCTION PUBLIQUE.

DEUXIÈME ÉDITION.

PARIS,

MALLET-BACHELIER, IMPRIMEUR-LIBRAIRE
DE L'ÉCOLE IMPÉRIALE POLYTECHNIQUE, DU BUREAU DES LONGITUDES,

Quai des Grands-Augustins, 55.

1864

PRÉFACE.

Cet opuscule renferme deux parties bien distinctes, la *pratique* et la *théorie :* la pratique, pour les personnes qui, sachant manier la règle et le compas, sont étrangères à la Géométrie ; la théorie, pour celles qui voudront se rendre compte de la rigueur des pro-- cédés employés pour construire un cadran solaire. Au triple avan- tage de convenir à toutes les surfaces planes, de n'avoir pas be- soin de la latitude du lieu, de n'exiger aucune observation faite de nuit, la méthode que nous avons développée joint encore celui de conduire à des résultats très-exacts quand elle est bien appli- quée ; mais pour cela certaines précautions sont à prendre et nous allons les indiquer :

D'abord, le cadre devra présenter une surface plane bien unie.

Les traits devront être tracés bien fins, et pour cela on se ser- vira d'un crayon taillé en couteau.

Les perpendiculaires d'une grande étendue seront construites au compas, et déterminées par deux points aussi éloignés que possible.

L'équerre ne servira qu'à mener des parallèles, ou des perpen- diculaires très-petites.

Le rapporteur sera rarement employé, et seulement dans des opérations secondaires, comme, par exemple, pour trouver la gra- duation des lignes horaires extrêmes du cadran.

Enfin, on devra coller un peu de corne transparente au-dessus de tout point destiné à servir de centre à plusieurs circonfé- rences ; car, sans cette précaution, l'action du compas creuse la surface, et l'on est conduit à des résultats peu exacts ; c'est ainsi qu'une erreur angulaire d'un degré, faite au point C (*fig.* 3, page 17), introduit, dans les lignes horaires, une erreur de quatre minutes en temps.

En publiant ce petit travail, nous avons eu principalement pour but d'être utile aux instituteurs primaires; c'est surtout dans les campagnes, à une grande distance des villes, qu'on éprouve le besoin d'avoir l'heure, qu'on ne se procure souvent que difficilement, et qui, fût-elle exacte pour le lieu d'où elle vient, ne l'est jamais rigoureusement pour le lieu où l'on se trouve. Muni de cet opuscule, tout instituteur, même étranger à la Géométrie, pourra tracer un cadran solaire sur sa maison d'école; il se rendra ainsi utile à ses concitoyens sous un nouveau rapport, en réglant avec précision l'horloge de la commune.

L'ART DE TRACER

LES

CADRANS SOLAIRES,

NOTIONS PRÉLIMINAIRES.

N. B. Les personnes qui voudront s'en tenir à la pratique pourront commencer au n° 4, et passer tout ce qui est intitulé : *Démonstration.*

1. Aujourd'hui tout le monde sait que la terre a la forme d'une boule, et qu'elle tourne autour d'un de ses diamètres d'occident en orient, c'est-à-dire de la gauche vers la droite d'un observateur qui regarderait le nord; cette rotation de la terre autour de son axe a pour effet de nous montrer les astres circulant, en 24 heures, d'orient en occident, en décrivant des cercles perpendiculaires à cette ligne, et dont les centres sont situés sur cette même ligne. Si, pendant une belle nuit, on observe les étoiles, on voit les unes apparaitre à l'horizon, s'élever à une petite hauteur et disparaître immédiatement; d'autres, après s'être levées à l'orient, traversent l'horizon pour se perdre dans la région opposée; enfin, quelques-unes, telles que les étoiles de la grande et de la petite Ourse, ne se lèvent et ne se couchent jamais. Si l'on observe avec attention les étoiles toujours visibles, on les voit décrire des cercles d'autant plus petits qu'elles sont plus rapprochées d'un certain point du ciel qui nous semble toujours fixe : ce point, voisin de l'étoile polaire, doit donc être situé sur l'axe de rotation de la terre supposé indéfiniment prolongé; dans la région céleste opposée à celle que nous voyons, il existe évidem-

ment un autre point qui doit paraître toujours fixe aux habitant
de l'autre hémisphère terrestre ; ces deux points sont les deux
pôles célestes : l'un, celui qui est au-dessus de notre horizon, se
nomme *pôle céleste nord*, ou *pôle céleste arctique*; l'autre, *pôle
céleste sud*, ou *pôle céleste antarctique*; on nomme aussi *axe du
monde*, l'axe de rotation de la terre, supposé indéfiniment prolongé, et considéré par rapport au mouvement diurne.

2. Quoique les dimensions de la terre nous paraissent im-
menses, ces dimensions sont pourtant très-petites quand on les
compare à la distance qui nous sépare du soleil ; ainsi le rayon de
la terre n'est pas la 20 000ᵉ partie de cette distance : un observateur placé au centre du soleil ne verrait la terre que sous un
angle de 17 secondes. Les dimensions de la terre sont bien plus
petites encore relativement à sa distance aux étoiles; ainsi, par
exemple, on est certain que la distance à la terre des étoiles
fixes les plus voisines surpasse 7000 milliards de lieues, d'où l'on
peut conclure que *la terre n'est qu'un point dans l'espace* : alors
si nous concevons une ligne de mire, partant d'un point quelconque du globe terrestre, et allant aboutir au pôle céleste, *cette
ligne pourra être regardée comme se confondant avec l'axe du
monde, et par conséquent être prise pour cet axe lui-même.* Nous
adopterons cette hypothèse dans tout ce qui va suivre.

3. Si l'on conduit un plan vertical (1) suivant l'axe du monde,
ce plan jouit de la propriété suivante : *le soleil met à très-peu
près autant de temps pour s'élever de l'horizon à ce plan que
pour descendre de ce plan à l'horizon*, d'où il résulte que l'instant
de midi répond au moment où le centre du soleil se trouve dans
ce plan, qui a été nommé, à cause de cette propriété, *plan méridien*, ou simplement *méridien*. Concevons maintenant, autour de
l'axe du monde, 24 plans équidistants en y comprenant le méridien ; ces plans formeront consécutivement des angles de 15 degrés,
et comme le soleil les traverse tous dans l'espace de 24 heures,

(1) La verticale d'un lieu est la direction du fil à plomb dans ce lieu,
et un plan vertical est un plan conduit suivant la verticale; un plan
horizontal est un plan perpendiculaire à la verticale.

il mettra une heure pour passer de l'un à l'autre. Quand le soleil sera dans le méridien du lieu, il sera *midi* pour ce lieu; il sera *une heure* après midi, *deux heures, trois heures,* etc., quand son centre sera dans les plans qui font avec le méridien, du côté de l'occident, des angles de 15, 30, 45 degrés, etc. ; enfin il sera minuit quand le centre du soleil traversera *le méridien inférieur,* c'est-à-dire le méridien du lieu supposé indéfiniment prolongé au-dessous de la terre; de même, il sera 11 heures du matin, 10 heures, etc., quand le soleil traversera les plans qui font avec le méridien, du côté de l'orient, des angles de 15, 30 degrés, etc. Cela posé, concevons une surface plane orientée d'une manière quelconque, la surface d'un mur par exemple, et d'un point de cette surface dirigeons une ligne de mire vers le pôle céleste; si autour de cette ligne nous concevons menés les 24 *plans horaires* dont il vient d'être parlé, ces plans prolongés jusqu'à la surface proposée la couperont suivant des lignes droites qu'on nomme *lignes horaires,* et si l'on imagine que l'axe du monde soit remplacé par une tige opaque rectiligne, l'ombre de cette tige se projettera sur la ligne horaire de midi ou sur la *méridienne,* quand le soleil sera dans le méridien du lieu; quand il sera dans le plan horaire de 1 heure ou de 11 heures, l'ombre de l'axe se projettera sur la ligne horaire correspondante, et ainsi de suite : *on nomme* cadran solaire *l'ensemble de la surface, des lignes horaires et de l'axe du monde remplacé par une tige opaque* (style); *on nomme* centre du cadran *le point où l'axe du monde perce la surface,* et d'où par conséquent émanent toutes les lignes horaires. Si on remplace la tige opaque par une plaque percée d'un trou dont le centre soit situé sur l'axe du monde, l'heure sera marquée par le centre de l'image lumineuse portée par l'ouverture de la plaque : les cadrans solaires construits d'après ce système sont plus exacts, mais ils donnent l'heure moins longtemps que les autres.

POSE DU STYLE.

4. Scellez dans un mur, et autant que possible en dehors de la surface qui doit recevoir le cadran, une tige terminée par une plaque ronde percée à son centre d'une ouverture circulaire : faites-

en sorte que la plaque regarde le midi, et que son plan prolongé aille passer dans le voisinage du pôle : ces dispositions sont recommandées afin que pendant toute l'année les rayons solaires, à midi, tombent peu obliquement sur la surface, et dessinent ainsi, sur le cadre, une image bien nette du trou de la plaque. Quant à la distance à mettre entre la plaque et le mur, on prendra les précautions suivantes. Si l'on opère en juin, vers le solstice d'été, et si le mur est vertical, l'image lumineuse, à midi, devra tomber vers le bas du cadre ; le contraire aura lieu si l'on opère au mois de décembre ; enfin, aux équinoxes, l'image lumineuse devra se projeter vers le milieu du cadre, plus près pourtant de la partie supérieure que de la partie inférieure. Si l'on opère sur un plan horizontal, et aux mêmes époques, l'image lumineuse, en été, devra tomber sur la partie du cadre voisine de la plaque, en hiver dans la région opposée, aux équinoxes vers le milieu. On procédera d'une manière analogue pour une surface quelconque. A l'égard du trou de la plaque, on en déterminera la grandeur de la manière suivante. On percera dans un carton bien mince, ou dans une tablette, une série de trous de différentes grandeurs, on posera la tablette à côté de la plaque en la dirigeant de la même manière, puis, avec une lime ronde, on agrandira, sur place, le trou de la plaque, jusqu'à le rendre égal à celui de la tablette qui a donné l'image lumineuse la plus nette ; il sera bon que l'ouverture du style soit évasée du côté du cadran.

PROJECTION DU CENTRE DE LA PLAQUE.

5. Fermez, par un moyen quelconque, l'ouverture de la plaque, puis du centre de celle-ci, et avec une ouverture de compas assez grande, décrivez, sur le mur, tout ou partie d'une circonférence soit L (*fig.* 1), l'ouverture de compas employée. Sur la circonférence décrite, prenez trois points A, B, C suffisamment écartés, élevez une première perpendiculaire sur le milieu de la ligne droite qui va du point A au point B, puis une deuxième perpendiculaire sur le milieu de la droite qui va du point B au point C ; prolongez ces deux perpendiculaires jusqu'à leur rencontre en P, le point P sera la projection demandée, c'est-à-dire *le pied de la*

perpendiculaire abaissée sur le mur du centre de la plaque. Pour avoir la longueur de cette perpendiculaire, opérez de la manière

Fig. 1.

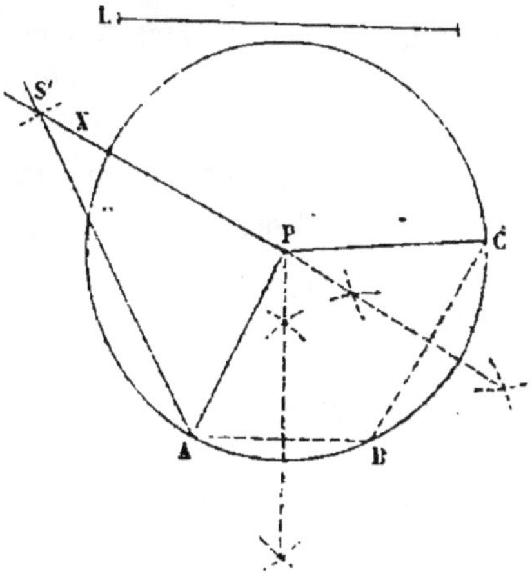

suivante : ayant tracé un rayon quelconque PA, élevez sur ce rayon la perpendiculaire indéfinie PX ; du point A pris pour centre, et avec L pour rayon, coupez cette perpendiculaire en S' : PS' sera la ligne demandée.

DÉMONSTRATION.

Nommons S le centre de la plaque (ce point est dans l'espace, et ne figure pas sur l'épure), et concevons que de ce point on ait abaissé une perpendiculaire sur le mur ; si nous imaginons le point S joint avec tant de points qu'on voudra de la courbe ABC, nous aurons autant d'obliques égales ; mais les obliques égales s'écartent également du pied de la perpendiculaire (*voyez* nos *Analogies de la Géométrie*, n° 59), donc le pied de cette perpendiculaire est également distant de tous les points de la courbe ABC ; la ligne courbe ABC est donc un cercle ayant pour centre la projection demandée ; le point P, déterminé comme ci-dessus, est donc cette projection.

Pour obtenir SP, remarquons que cette ligne fait partie d'un triangle qui est rectangle en P, et dont nous connaissons un côté de l'angle droit PA, et l'hypoténuse SA = L ; SP s'obtiendra donc, ainsi que nous l'avons fait, par la construction du triangle APS'.

CENTRE DU CADRAN, SOUSTYLAIRE.

6. Ouvrez le trou de la plaque, et, dans le courant d'une belle journée (1), dessinez trois fois sur le mur les contours des ellipses lumineuses qui s'y projettent, par exemple à 8 heures du matin, à 11 heures, et à 2 ou 3 heures de l'après-midi (2). Soient A, B, C (*fig.* 2), les trois positions observées, P la projection du centre

Fig. 2.

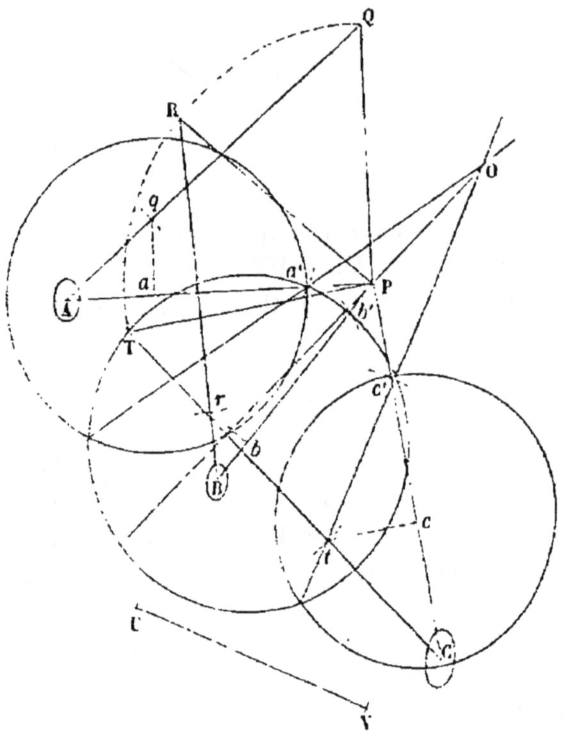

de la plaque, et UV la longueur de la perpendiculaire abaissée de

(1) L'époque d'un solstice est la plus favorable.

(2) Les intervalles des observations peuvent être inégaux, mais il est bon qu'il y ait au moins deux heures d'intervalle entre deux observations consécutives. Deux heures, ou plus, assurent l'exactitude des opérations.

ce centre sur la surface du cadran; je joins le point P avec les points A, B, C par les lignes PA, PB, PC qui vont aboutir aux centres des trois ellipses lumineuses; au point P j'élève sur chacune de ces lignes les perpendiculaires PQ, PR, PT que je prends égales à UV; je joins ensuite les points Q, R, T aux points A, B, C, et je forme les trois triangles rectangles APQ, BPR, CPT; sur les hypoténuses QA, RB, TC de ces triangles, je porte, à partir des points Q, R, T, les distances égales, mais quelconques, Q*q*, R*r*, T*t*; des points *q*, *r*, *t* j'abaisse les perpendiculaires *qa*, *rb*, *tc*, enfin des mêmes points *q*, *r*, *t* je décris, avec une même ouverture de compas, des arcs de cercles qui coupent les lignes PA, PB, PC aux points *a'*, *b'*, *c'*. Cela fait, du point *a* pris pour centre, avec *aa'* pour rayon, je décris une première circonférence; du point *b*, avec *bb'* pour rayon, je décris une deuxième circonférence; enfin du point *c*, avec *cc'* pour rayon, je décris une troisième circonférence; je trace la corde commune à la première et à la deuxième circonférence, puis la corde commune à la deuxième et à la troisième, je prolonge ces cordes jusqu'à leur rencontre : le point O de leur rencontre sera le centre du cadran. La sousstylaire (projection de l'axe du monde) s'obtiendra en joignant le point O au point P.

Remarque. Si les deux circonférences extrêmes se coupent, la corde commune devra aussi aller passer par le centre du cadran, ce qui offrira un moyen de vérification.

DÉMONSTRATION.

Imaginons une ligne droite partant du centre de la plaque et allant aboutir au centre du soleil; le soleil en décrivant son cercle diurne entraînera cette ligne dans son mouvement apparent, et lui fera décrire un cône circulaire droit ayant pour sommet le centre de la plaque, et pour axe l'axe du monde. Si l'on prolonge ce cône du côté du mur, les points A, B, C deviendront les pieds de trois génératrices, et le pied de l'axe le centre du cadran. Concevons maintenant qu'on élève au point P sur le cadran une perpendiculaire égale à UV; l'extrémité S de cette perpendiculaire viendra juste aboutir au centre de la plaque, et formera avec les trois génératrices SA, SB, SC les triangles rectangles SPA, SPB, SPC, dont on connaît les deux côtés de l'angle droit, et qui, rabattus autour des projections respectives PA, PB, PC de leurs hypoténuses, deviennent les triangles QPA, RPB, TPC. A partir du point S (il ne faut pas perdre de vue que ce point est dans l'espace et ne figure pas sur l'épure), portons sur les trois génératrices trois longueurs égales, mais arbitraires : ces longueurs détermineront, par leurs extrémités, un cercle perpendiculaire à l'axe, et se rabattront en Qq, Rr, Tt. Joignons maintenant, dans l'espace, le point q au point r, le point r au point t ; si des trois points q, r, t on décrit trois sphères égales, et assez grandes pour qu'elles se coupent, et coupent en même temps les lignes PA, PB, PC, ces trois sphères détermineront par leur intersection : la première et la seconde, un plan perpendiculaire sur le milieu de la corde qr ; la seconde et la troisième, un plan perpendiculaire sur le milieu de la corde rt (*Analogies de la Géométrie*, n° 176), et ces deux plans se couperont suivant l'axe du cône, puisque deux points de cet axe, le sommet du cône et le centre du cercle qrt, sont respectivement à égale distance des extrémités des lignes qr, rt (*Analogies de la Géométrie*, n° 56). Des points q, r, t, abaissons maintenant des perpendiculaires sur les lignes PA, PB, PC, ces perpendiculaires le seront aussi au cadran (*Analogies de la Géométrie*, n° 61, Cor. 3), et se rabattront sur les perpendiculaires qa, rb, tc, de sorte que les points a, b, c seront les centres respectifs des sections faites dans les trois sphères par la surface du mur (*Analogies de la Géométrie*, n° 59, Cor. 1): pour décrire ces trois sections, il suffira évidemment de connaître un point de la circonférence de chacune d'elles. Remarquons que les points où les trois sphères coupent les lignes PA, PB, PC ne changent pas pendant le rabattement des triangles, alors ces points se détermineront en coupant les lignes PA, PB, PC aux points a', b', c', par des arcs de cercles décrits des points rabattus en q, r, t, avec un même rayon, qui sera supposé être celui des trois sphères. Remarquons aussi que les points de rencontre de la première et de la deuxième circonférence, appartenant à la fois à la première et à la deuxième sphère, sont deux points du plan de leur courbe de rencontre, et que les points d'intersection de la deuxième et de la troisième circonférence sont, par la même raison, deux points du plan de la courbe de rencontre des deux sphères correspondantes ; ces deux plans coupent donc le mur suivant les cordes communes aux cercles décrits, et alors le point de rencontre de ces cordes est le centre du cadran.

L'axe du monde, passant par le centre de la plaque, qui se projette en P, et par le centre O, qui est sa propre projection, se projette lui-même sur la ligne qui joint le point P au point O.

Remarque I. S'il arrivait que les cordes communes fussent parallèles, le centre du cadran serait situé à l'infini, l'axe du monde serait parallèle au mur, et la soustylaire serait parallèle à ces deux lignes.

Remarque II. Comme la méthode que nous venons d'exposer suppose que le soleil décrit un cercle parfait autour de l'axe du monde, l'époque d'un solstice doit être la plus favorable au tracé qui précède, puisque, à ce moment, la déclinaison (1) du soleil varie d'une manière insensible : toutefois, on peut opérer sans crainte à toutes les époques ; et en effet, aux équinoxes, où cette déclinaison varie le plus rapidement, la variation n'est que de 12 minutes de degré depuis 6 heures du matin jusqu'à 6 heures du soir, ce qui la réduit à 6 minutes pour la durée des trois observations, si cette durée est de six heures.

Remarque III. La recommandation que nous avons faite de mettre au moins deux heures d'intervalle entre deux observations consécutives n'a d'autre but que d'empêcher les cordes communes de se couper sous un angle trop aigu.

MÉRIDIENNE.

7. Si la surface du cadran est horizontale, la soustylaire sera elle-même la méridienne ; si elle est verticale, on fera passer un

---

(1) La déclinaison du soleil est l'angle que fait avec sa projection sur l'équateur la ligne de mire dirigée du centre de la terre vers le centre du soleil. Cette déclinaison, qui se compte de zéro à 90 degrés de chaque côté de l'équateur, est dite *boréale* ou *australe*, suivant que le soleil est au-dessus ou au-dessous de ce plan.

fil à plomb bien fin par le centre du cadran, on tracera une ligne
selon ce fil à plomb : cette ligne sera la méridienne demandée. Si
la surface du cadran n'est ni horizontale ni verticale, on procédera
de la manière suivante. Ayant fait passer un fil à plomb par le
trou de la plaque, on l'attachera au-dessus à une certaine hauteur, contre un obstacle quelconque, en faisant en sorte qu'il
passe bien exactement par le centre de l'ouverture ; on s'éloignera
ensuite derrière le fil à plomb de manière à ce qu'il cache bien
exactement le centre du cadran ; cette condition remplie, on fera
marquer sur le mur un ou plusieurs points parmi ceux que cache
le fil à plomb, on joindra l'un de ces points avec le centre du cadran par une ligne droite : cette ligne de jonction, qui devra passer
par tous les autres points qu'on a fait marquer sur la surface, sera
la méridienne demandée.

Nota. Toutes les opérations précédentes doivent être exécutées
avec le plus grand soin.

DÉMONSTRATION.

Le plan méridien étant un plan vertical conduit suivant l'axe
du monde, si le cadran est horizontal, le méridien sera lui-même
le plan projetant de la droite, et la méridienne coïncidera avec la
soustylaire ; si le cadran est vertical, comme le méridien l'est
aussi, ces deux plans se couperont suivant une verticale ; si le cadran n'est ni horizontal, ni vertical, il est évident que le procédé
ci-dessus donnera la méridienne, car lorsqu'on s'est placé derrière
le fil à plomb de manière qu'il cache le centre du cadran, le plan
conduit suivant le fil à plomb et l'œil de l'observateur est le méridien du cadran, puisque ce plan est vertical, et qu'il contient
deux points de l'axe du monde, savoir : le centre de la plaque et
le centre du cadran ; alors, la trace de ce plan sur le mur, déter-
minée comme ci-dessus, est bien la méridienne demandée.

Remarque. Si l'axe du monde était parallèle au mur, et que ce
mur fût incliné à l'horizon, la méridienne serait parallèle à la
soustylaire, et s'obtiendrait en menant une parallèle à cette ligne
par le point où le fil à plomb prolongé viendrait rencontrer ce
mur ; si le cadran était vertical, son plan serait parallèle au méri-

dien du centre de la plaque, et le cadran n'aurait pas de méridienne : dans ce cas, l'instant de midi répondrait au moment où le
centre du soleil traverserait le plan du mur.

LIGNES HORAIRES.

8. Ne conservons des constructions précédentes que la soustylaire OY (*fig.* 3), la méridienne OX, la projection P du centre

Fig. 3.

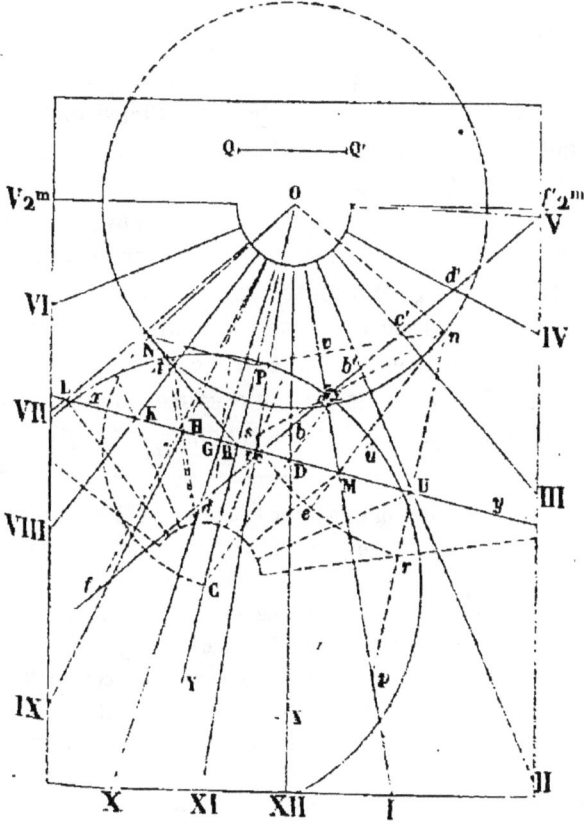

de la plaque, et la distance QQ' du centre de l'ouverture au
point P. O étant toujours le centre du cadran, j'élève au point P
sur OY la perpendiculaire PN que je prends égale à QQ'; je joins
le point O au point N, sur ON j'élève la perpendiculaire NR, au

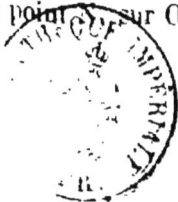

Г...

point R j'élève sur la soustylaire la perpendiculaire *xy* (1); je rabats, par un arc de cercle, RN sur RY, soit au-dessous, soit au-dessus de *xy*: nommons C le point où N vient aboutir; du point C, et avec une ouverture de compas quelconque, je décris une circonférence (il est bon que cette circonférence embrasse une grande partie de l'équinoxiale), je joins le point C avec le point D, où la méridienne rencontre l'équinoxiale, puis, à partir de CE, je partage la circonférence en 24 parties égales (2) ou en arcs de 15 degrés, si le cadran doit marquer les heures; en 48, s'il doit marquer les demi-heures; en 96, s'il doit marquer les quarts d'heure, et ainsi de suite toujours en doublant. Je suppose, pour fixer les idées, que la circonférence ait été partagée en 24 parties égales; je joins le point C avec les points de division de la circonférence; je prolonge, si cela est nécessaire, les lignes ainsi menées jusqu'à leur rencontre avec *xy*, aux points L, K, H..., M, U..., enfin je joins le centre du cadran avec ces divers points : les lignes OL, OK, OH..., OM, OU..., seront autant de lignes horaires; il ne restera plus qu'à les numéroter en heures du matin et en heures du soir. Quand on regarde le cadran, si on a le nord devant soi, les heures du matin seront marquées à gauche de la méridienne, et les heures du soir à droite; si au contraire on a le nord derrière soi, les heures du matin se marqueront à droite, et les heures du soir à gauche de la méridienne.

(1) La droite *xy*, qu'on nomme ligne *équinoxiale*, devra être conservée dans le cadran; aux équinoxes, le centre de l'image lumineuse décrira cette ligne.

(2) Pour partager une circonférence en 24 parties égales, on porte d'abord le rayon six fois sur la circonférence (*Analogies de la Géométrie*, n° 240), on partage en 2 parties égales chacune de ces divisions, et la circonférence se trouve décomposée en 12 parties égales; on partage de nouveau en 2 parties égales chacune des nouvelles divisions (*Analogies de la Géométrie*, n° 100, Scol.), et la circonférence se trouve partagée en 24 parties égales. Si on voulait la partager en 48 ou 96 parties égales, on répéterait encore une fois, ou deux fois les opérations précédentes, et la circonférence se trouverait partagée de la manière demandée. Le partage, en parties égales, d'une circonférence donnée se fait plus exactement et plus promptement avec des tables de cordes. (*Tables de Francœur*, prix, 1 fr. 25 c.)

— 19 —

DÉMONSTRATION.

S étant toujours le centre de la plaque (ce point est dans l'espace), le triangle NPO est évidemment le rabattement du triangle rectangle SPO formé dans l'espace par la perpendiculaire SP = PN = QQ', la ligne OP, et la partie de l'axe comprise entre le centre du cadran et celui de la plaque. Si par ce dernier point on mène un plan perpendiculaire sur l'axe du monde, ce plan sera *l'équateur céleste* (1) et coupera le triangle SPO suivant une ligne perpendiculaire à l'axe, laquelle se rabattra par conséquent en NR; R est donc un point de la trace de l'équateur sur le mur. Remarquons maintenant que le plan du cadran est aussi perpendiculaire sur le plan SPO, alors l'intersection de l'équateur et du mur sera perpendiculaire sur SPO (*Analogies de la Géométrie,* n° 61, *Cor.* 5) et par suite à toute droite OY passant par son pied R dans ce plan; la ligne *xy* est donc la droite suivant laquelle le mur est coupé par l'équateur céleste. Aux équinoxes, le soleil décrivant ce plan dans sa révolution diurne, l'image lumineuse devra parcourir *xy*. Concevons menés autour de l'axe du monde les 24 plans horaires dont il a été déjà parlé; ces plans horaires détermineront évidemment sur l'équateur, à partir de l'intersection de ce plan et du méridien ou de la *méridienne équatoriale,* des angles consécutifs de 15 degrés chacun, et ayant tous leur sommet en S : si toutes ces lignes horaires équatoriales étaient prolongées jusqu'à leur rencontre avec *xy*, les points de rencontre seraient autant de points des lignes horaires cherchées, de sorte que, si ces points étaient connus, on n'aurait qu'à les joindre avec le point O pour avoir les diverses lignes horaires du cadran. Remarquons maintenant que les lignes SP, PR étant perpendiculaires, l'une SP au mur, l'autre PR sur *xy*, la ligne menée, dans l'espace, du point S au point R ou SR, est aussi perpendiculaire

---

(1) On nomme *hémisphère céleste boréal,* la partie du ciel comprise entre le pôle nord et l'équateur céleste, et *hémisphère céleste austral,* la partie du ciel comprise entre le pôle austral et l'équateur céleste.

sur xy (*Analogies de la Géométrie*, n° 55, *Cor.* 3); alors, si nous faisons tourner le plan de l'équateur autour de sa trace xy pour le rabattre sur le cadran, soit au-dessous, soit au-dessus de cette ligne, SR se rabattra en RC = RS = RN, la méridienne équatoriale deviendra la ligne CD, et les autres lignes horaires de l'équateur se rabattront à droite et à gauche de CD, en faisant consécutivement des angles de 15 degrés; par conséquent, les points L, K, H...M, U,..., déterminés comme plus haut, sont autant de points des lignes horaires du cadran. Joignant ces points avec le point O on aura les lignes horaires demandées.

Remarque. Si l'axe du monde était parallèle au cadran, le point O serait situé à l'infini, ON et les diverses lignes horaires seraient parallèles à la soustylaire : les lignes NR, xy, coïncideraient avec NP, mais les points L, K, H,..., M, U,..., se détermineraient comme précédemment.

TRACÉ DE CERTAINES LIGNES HORAIRES.

9. Lorsque l'angle de la soustylaire et de la méridienne est un peu grand, quelques-unes des lignes qui émanent du centre C vont rencontrer xy soit en dehors du cadre, soit à une grande distance du point D; alors la méthode précédente, ou tombe en défaut, ou ne donne plus assez d'approximation. Dans ce cas on tâchera d'obtenir sept lignes horaires consécutives OL, OK, OH,...., OM, et on procédera de la manière suivante pour obtenir les autres. Je suppose, pour fixer les idées, qu'on veuille obtenir les lignes horaires qui sont à droite de OM; par un point quelconque a de OM, je mène une parallèle à OL; soient a, b, c, d,... les points où cette parallèle coupe les lignes horaires qui précèdent OM; à partir du point a je prends sur cette parallèle $ab' = ab$, $ac' = ac$, $ad' = ad$,.... je joins le centre O du cadran avec les points b', c', d',..., et les lignes Ob', Oc', Od',... seront de nouvelles lignes horaires. Dans un cadran qui ne sera pas horizontal, les lignes horaires les plus éloignées du midi s'obtiendront en menant une horizontale par le centre; les deux parties de cette horizontale situées de chaque côté de ce point seront les lignes horaires extrêmes, et il ne restera plus qu'à trouver leur

graduation. Pour cela je prolonge *ad'* jusqu'à ce qu'elle rencontre cette horizontale en *f'*; en arrière du point *a* je prends *af = af'*, je trace la ligne horaire O*f*, par le point C et le point où cette ligne coupe l'équinoxiale. je tire C*t*, je mesure l'angle *t*C*u* que je trouve égal à 60°34', je divise par 15, nombre de degrés parcourus par le soleil dans l'espace d'une heure, et je trouve pour résultat $4^h 2^m$: or il est évident que les heures qui répondent aux deux lignes O*f*, O*f'*, sont à la même distance de l'heure qui répond à OM, et comme OM est la ligne horaire de 1 heure, O*f'* aura pour graduation $1^h + 4^h 2^m$ ou $5^h 2^m$; prolongeant O*f'* du côté des heures du matin, on aura la ligne horaire du matin la plus éloignée de midi, et dont la graduation sera aussi $5^h 2^m$. Le cadran de notre épure, s'il était orienté, ne serait donc jamais éclairé après $5^h 2^m$ du soir, ni avant $5^h 2^m$ du matin.

Remarque. Si l'on veut que l'ombre d'un style marque les heures, on fixera au centre O une aiguille rectiligne d'une grandeur convenable, et on lui donnera une direction telle, que son axe vienne passer par le centre du trou de la plaque; alors on pourra supprimer la plaque ou la laisser: dans ce dernier cas le cadran donnera l'heure d'après les deux systèmes.

DÉMONSTRATION.

Pour démontrer ce qui précède, remarquons que les plans horaires, qui déterminent les lignes extrèmes OL, OM (*fig. 4*). sont perpendiculaires. puisque l'angle qu'ils comprennent est égal à 6 fois 15 degrés ou à 90 degrés; alors la parallèle *bb'* pourra être considérée comme la trace d'un plan UV, parallèle au plan SOL (OS est l'axe du monde) et auquel le plan SOM est par conséquent perpendiculaire (*Analogies de la Géométrie*, n° 113. Cor. 3); comme la ligne OS est dans le plan SOL. lequel est parallèle à UV, le plan horaire SOM coupe UV suivant une ligne *ax* parallèle à OS (*Analogies de la Géométrie*, n° 109. *Scol.*). Si nous considérons encore les plans horaires SO*b*, SO*b'* qui précèdent et suivent immédiatement SOM, c'est-à-dire qui font avec lui de chaque côté et autour de OS des angles de 15 degrés. ces plans couperont également le plan UV suivant des lignes *bs*. *b's'* parallèles à OS et par conséquent à *az*. Par le point *a* de *az* élevons maintenant un plan perpendiculaire sur cette ligne, ce plan sera perpendiculaire à sa parallèle OS (*Analogies de la Géométrie*, n° 116, *Cor.* 2) en un point *r*, et coupera : le plan UV suivant une droite *pq* per-

Fig. 4.

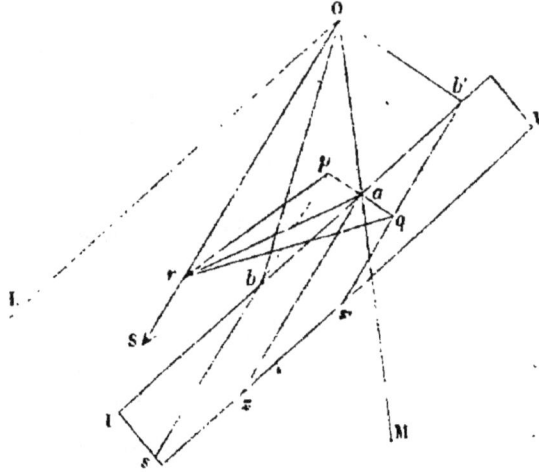

pendiculaire aux parallèles *az*, *bs*, *b's'*, les plans horaires SO*b*, SO*b'* suivant les lignes *pr*, *qr*, enfin le plan SOM suivant une ligne *ar* qui est perpendiculaire au plan UV, parce que les plans SOM, *rpq* sont tous deux perpendiculaires à ce même plan (*Analogies de la Géométrie*, n° 6, *Cor.* 5); alors *ar* est perpendiculaire à *pq* qui passe par son pied; les triangles rectangles *rap*, *raq* sont donc égaux comme ayant leurs angles en *a* et en *r* égaux et adjacents à un côté commun *ar*; par suite *ap* = *aq*; mais les triangles rectangles *bap*, *b'aq* sont aussi égaux, donc *ab'* = *ab*. On prouverait de la même manière (*fig.* 3, p. 17) que *ac'* = *ac*, *ad'* = *ad*, et ainsi de suite.

Pour comprendre comment les deux parties de l'horizontale menée par le centre du cadran sont les lignes horaires les plus éloignées de midi, il faut concevoir mené par ce centre un plan horizontal indéfini, et on verra sans peine que les cercles horaires qui répondent aux points du lever et du coucher du soleil, sur la partie de cet horizon qui s'étend en avant du mur, coupent cet horizon suivant des lignes qui s'écartent d'autant plus de la mêridienne horizontale, qu'elles sont plus voisines de l'horizontale menée par le centre du cadran. Donc, le jour où le soleil se lèvera ou se couchera sur le prolongement de cette horizontale, sera le jour où le cadran sera éclairé le plus tôt ou le plus tard.

Si l'on a bien compris le tracé des lignes horaires, le procédé de graduation des lignes horaires extrêmes ne saurait offrir aucune difficulté.

COURBE D'UN JOUR.

10. Connaissant la déclinaison du soleil un jour donné, il est facile de tracer la courbe que décrira, ce jour là, sur le cadran, le centre de l'image lumineuse; cherchons, par exemple, en quels points de la ligne horaire de 1 heure tombera le centre de l'image lumineuse, les 21 juin et 22 décembre. Les tables que nous avons jointes à ce petit volume donnent la déclinaison du soleil pour tous les jours de l'année ; nous trouvons ainsi qu'aux époques ci-dessus, cette déclinaison est de 23°27'. Du centre O du cadran, et avec ON pour rayon, décrivons une circonférence; du point P menons une perpendiculaire sur la ligne horaire de 1 heure, et prolongeons cette perpendiculaire soit d'un côté, soit de l'autre du point P, jusqu'à sa rencontre en *n* avec la circonférence; joignons le point *n* avec le point M, et plus généralement menons *ne* perpendiculaire à O*n*; de chaque côté de *ne* faisons un angle de 23°27' (tables de cordes) : les points *p* et *q*, où les lignes *nr*, *ns* couperont la ligne horaire de 1 heure, seront les points demandés. Pour découvrir à quel solstice répond l'un ou l'autre de ces points, nous ferons remarquer que l'équinoxiale partage tout cadran en deux parties, la *région d'été* et la *région d'hiver*, qui sont faciles à distinguer dans chaque cas particulier; alors le point *p* ou le point *q* répondra au solstice d'été ou au solstice d'hiver, suivant qu'il tombera dans la région d'été ou la région d'hiver du cadran. Répétant les mêmes constructions pour toutes les lignes horaires, joignant ensuite par un trait continu les points ainsi trouvés, on aura les courbes que le centre de l'image lumineuse décrira aux deux solstices. Ces courbes, en y comprenant l'équinoxiale, se nomment *courbes des saisons*.

En opérant de la même manière pour les époques distantes de

six mois (20 janvier-23 juillet, ou 22 novembre-21 mai), (19 février-23 août, ou 23 octobre-20 avril), on aura les courbes des autres signes du *zodiaque* (*voir* un Traité de cosmographie), sur lesquelles on remarquera, de chaque côté, les dates correspondantes.

DÉMONSTRATION.

Les plans horaires étant tous perpendiculaires à l'équateur, puisque tous sont conduits suivant l'axe du monde (*Analogies de la Géométrie*, n° 64, *Cor.* 2), le plan horaire de 1 heure coupe ce dernier plan suivant une ligne qui vient aboutir au point M, et qui est perpendiculaire à l'axe ; si nous faisons tourner ce plan horaire autour de OM pour le rabattre sur le cadran, soit d'un côté, soit de l'autre de cette ligne. le centre S de la plaque viendra tomber quelque part sur P *n*, parce que la ligne qui joint dans l'espace le point S au point *c* est perpendiculaire sur cette ligne horaire ; mais la distance au point O du point rabattu est égale à ON, donc le point S viendra tomber en *n* : par suite, les lignes de mire partant du centre de la plaque et allant aboutir au centre du soleil, se rabattront de chaque côté de *nc*, en faisant avec cette ligne des angles de 23°27′, et les points *p* et *q* seront les deux positions cherchées du centre de l'image lumineuse qui répondent aux deux solstices.

MANIÈRE DE RÉGLER LES HORLOGES.

11. Nous avons dit au commencement de cet opuscule que la terre tournait autour d'un de ses diamètres d'occident en orient dans l'espace de 24 heures ; outre ce mouvement, elle exécute encore, autour du soleil, un mouvement de translation qui dure une année, et qui nous fait paraître celui-ci se transportant d'occident en orient dans un plan (*écliptique*) incliné sur l'équateur de 23°27′. Il résulte principalement de cette inclinaison que les jours solaires (1) ne sont pas tous égaux, et qu'ainsi le jour so-

---

(1) On appelle *jour solaire* le temps qui s'écoule entre deux passages consécutifs du soleil au méridien supérieur du même lieu.

laire ne peut être choisi pour unité de temps. Afin d'avoir une unité de durée qui s'écarte peu du jour solaire, les astronomes ont imaginé un astre fictif (soleil moyen), qui partant de l'équinoxe du printemps (1) en même temps que le soleil vrai, décrit dans le même sens et d'un mouvement uniforme, l'équateur céleste dans l'espace d'une année, et ils ont pris pour unité de durée, *le temps constant qui s'écoule entre deux passages consécutifs de cet astre fictif au méridien supérieur du même lieu;* cette durée, qu'on nomme *jour moyen,* se partage en 24 parties égales qu'on appelle *heures moyennes;* chaque heure se partage en 60 parties égales qu'on appelle *minutes,* et ainsi de suite. C'est sur la révolution diurne du soleil moyen que les horloges doivent être réglées. Si un jour donné, au moment où un cadran solaire bien construit marque midi, on faisait marquer midi à une bonne horloge réglée sur le temps moyen, l'accord entre le temps moyen et le temps vrai durerait quelques jours, parce que la différence entre le jour vrai et le jour moyen est très-petite; mais bientôt les écarts quotidiens s'accumulant, le midi de l'horloge ne coïnciderait plus avec le midi du cadran (2); ces écarts, qui, en s'accumulant, vont jusqu'à 14 et 16 minutes, se calculent d'avance par les formules astronomiques, et sont indiqués jour par jour dans les tables ci-jointes. Voici l'usage qu'il faut en faire : je suppose qu'on soit au 29 mai, et qu'on veuille régler une horloge sur le temps moyen. Je lis dans les tables qu'à midi vrai, ce jour-là, il n'est que $11^h 57^m$ au temps moyen; quand il sera midi au cadran solaire, je ferai donc marquer à l'horloge $11^h 57^m$; quelques jours après, le 5 juin par exemple, l'horloge d'après les tables devra marquer $11^h 58^m$; je m'assurerai donc si cette condition est remplie : si elle ne l'est pas, je remettrai l'horloge à l'heure, puis j'al-

(1) On nomme *équinoxe du printemps* le point où le centre du soleil traverse l'équateur quand il s'élève dans notre hémisphère céleste, et *équinoxe d'automne* le point où le centre du soleil traverse l'équateur quand il redescend dans l'autre hémisphère céleste.

(2) L'accord entre le temps moyen et le temps vrai n'a lieu que quatre fois par an, et répond aux époques ci-après : 15 avril, 15 juin, 1er septembre, 25 décembre.

longerai ou je raccourcirai le balancier, suivant qu'elle aura accusé une avance ou un retard ; après quelques jours, je recommencerai la même vérification, et bientôt, par des tâtonnements que l'habitude abrége beaucoup, l'horloge se trouvera réglée sur le temps moyen.

TABLES DU TEMPS MOYEN ET DE LA DÉCLINAISON DU SOLEIL.

A signifie *australe*, — B signifie *boréale*.

JOURS DU MOIS	JANVIER. TEMPS MOYEN au MIDI VRAI.	JANVIER. DÉCLINAISON du soleil, A MIDI MOYEN.	JOURS DU MOIS	FÉVRIER. TEMPS MOYEN au MIDI VRAI.	FÉVRIER. DÉCLINAISON du soleil, A MIDI MOYEN.
	h m	o ′		h m	o ′
1	0. 4	23. 0 A	1	0.14	17. 3 A
2	0. 4	22.55	2	0.14	16.46
3	0. 5	22.49	3	0.14	16.28
4	0. 5	22.43	4	0.14	16.10
5	0. 6	22.36	5	0.14	15.52
6	0. 6	22.29	6	0.14	15.34
7	0. 7	22.22	7	0.14	15.15
8	0. 7	22.14	8	0.14	14.56
9	0. 8	22. 5	9	0.14	14.37
10	0. 8	21.56	10	0.14	14.18
11	0. 8	21.47	11	0.14	13.58
12	0. 9	21.37	12	0.14	13.38
13	0. 9	21.27	13	0.14	13.18
14	0. 9	21.17	14	0.14	12.57
15	0.10	21. 6	15	0.14	12.37
16	0.10	20.55	16	0.14	12.16
17	0.10	20.43	17	0.14	11.55
18	0.11	20.31	18	0.14	11.34
19	0.11	20.18	19	0.14	11.13
20	0.11	20. 5	20	0.14	10.51
21	0.12	19.52	21	0.14	10.30
22	0.12	19.38	22	0.14	10. 8
23	0.12	19.24	23	0.14	9.46
24	0.12	19.10	24	0.13	9.24
25	0.13	18.55	25	0.13	9. 2
26	0.13	18.40	26	0.13	8.39
27	0.13	18.25	27	0.13	8.17
28	0.13	18. 9	28	0.13	7.54
29	0.13	17.53			
30	0.14	17.37			
31	0.14	17.20			

TABLES DU TEMPS MOYEN ET DE LA DÉCLINAISON DU SOLEIL.

JOURS DU MOIS.	MARS. TEMPS MOYEN au MIDI VRAI.	DÉCLINAISON du soleil, A MIDI MOYEN.	JOURS DU MOIS.	AVRIL. TEMPS MOYEN au MIDI VRAI.	DÉCLINAISON du soleil, A MIDI MOYEN.
	h m	o '		h m	o '
1	0.13	7.31 A	1	0. 4	4.36 B
2	0.12	7. 8	2	0. 4	4.59
3	0.12	6.45	3	0. 3	5.22
4	0.12	6.22	4	0. 3	5.45
5	0.12	5.59	5	0. 3	6. 8
6	0.11	5.36	6	0. 2	6.30
7	0.11	5.13	7	0. 2	6.53
8	0.11	4.49	8	0. 2	7.15
9	0.11	4.26	9	0. 2	7.38
10	0.10	4. 2	10	0. 1	8. 8
11	0.10	3.39	11	0. 1	8.22
12	0.10	3.15	12	0. 1	8.44
13	0.10	2.52	13	0. 1	9. 6
14	0. 9	2.28	14	0. 0	9.28
15	0. 9	2. 4	15	0. 0	9.49
16	0. 9	1.41	16	0. 0	10.10
17	0. 9	1.17	17	11.59	10.32
18	0. 8	0.53	18	11.59	10.53
19	0. 8	0.30	19	11.59	11.13
20	0. 8	0. 6 A	20	11.59	11.34
21	0. 7	0.18 B	21	11.59	11.54
22	0. 7	0.42	22	11.58	12.15
23	0. 7	1. 5	23	11.58	12.35
24	0. 6	1.29	24	11.58	12.54
25	0. 6	1.52	25	11.58	13.14
26	0. 6	2.16	26	11.58	13.33
27	0. 5	2.39	27	11.58	13.53
28	0. 5	3. 3	28	11.57	14.12
29	0. 5	3.26	29	11.57	14.30
30	0. 5	3.49	30	11.57	14.49
31	0. 4	4.13			

TABLES DU TEMPS MOYEN ET DE LA DÉCLINAISON DU SOLEIL.

	MAI.			JUIN.	
JOURS DU MOIS.	TEMPS MOYEN au MIDI VRAI.	DÉCLINAISON du soleil, A MIDI MOYEN.	JOURS DU MOIS.	TEMPS MOYEN au MIDI VRAI.	DÉCLINAISON du soleil, A MIDI MOYEN.
	h m	o ′		h m	o ′
1	11.57	15. 7 B	1	11.57	22. 5 B
2	11.57	15.25	2	11.58	22.13
3	11.57	15.43	3	11.58	22.20
4	11.57	16. 0	4	11.58	22.27
5	11.57	16.18	5	11.58	22.34
6	11.56	16.34	6	11.58	22.41
7	11.56	16.51	7	11.58	22.47
8	11.56	17. 8	8	11.59	22.52
9	11.56	17.24	9	11.59	22.57
10	11.56	17.39	10	11.59	23. 2
11	11.56	17.55	11	11.59	23. 6
12	11.56	18.10	12	11.59	23.10
13	11.56	18.25	13	0. 0	23.14
14	11.56	18.40	14	0. 0	23.17
15	11.56	18.54	15	0. 0	23.20
16	11.56	19. 8	16	0. 0	23.22
17	11.56	19.22	17	0. 0	23.24
18	11.56	19.35	18	0. 1	23.25
19	11.56	19.48	19	0. 1	23.27
20	11.56	20. 1	20	0. 1	23.27
21	11.56	20.13	21	0. 1	23.27
22	11.56	20.25	22	0. 2	23.27
23	11.56	20.36	23	0. 2	23.27
24	11.56	20.48	24	0. 2	23.26
25	11.57	20.59	25	0. 2	23.24
26	11.57	21. 9	26	0. 2	23.23
27	11.57	21.19	27	0. 3	23.20
28	11.57	21.29	28	0. 3	23.18
29	11.57	21.39	29	0. 3	23.15
30	11.57	21.48	30	0. 3	23.11
31	11.57	21.56			

TABLES DU TEMPS MOYEN ET DE LA DÉCLINAISON
DU SOLEIL.

JOURS DU MOIS	JUILLET. TEMPS MOYEN au MIDI VRAI	DÉCLINAISON du soleil, A MIDI MOYEN.	JOURS DU MOIS	AOUT. TEMPS MOYEN au MIDI VRAI	DÉCLINAISON du soleil, A MIDI MOYEN.
	h m	o ,		h m	o ,
1	0. 3	23. 7 B	1	0. 6	18. 1 B
2	0. 4	23. 3	2	0. 6	17.46
3	0. 4	22.58	3	0. 6	17.30
4	0. 4	22.53	4	0. 6	17.14
5	0. 4	22.48	5	0. 6	16.58
6	0. 4	22.42	6	0. 6	16.42
7	0. 5	22.36	7	0. 5	16.25
8	0. 5	22.29	8	0. 5	16. 8
9	0. 5	22.22	9	0. 5	15.51
10	0. 5	22.15	10	0. 5	15.34
11	0. 5	22. 7	11	0. 5	15.16
12	0. 5	21.59	12	0. 5	14.58
13	0. 5	21.50	13	0. 5	14.40
14	0. 5	21.41	14	0. 4	14.21
15	0. 6	21.32	15	0. 4	14. 3
16	0. 6	21.22	16	0. 4	13.44
17	0. 6	21.12	17	0. 4	13.25
18	0. 6	21. 2	18	0. 4	13. 5
19	0. 6	20.51	19	0. 3	12.46
20	0. 6	20.40	20	0. 3	12.26
21	0. 6	20.29	21	0. 3	12. 6
22	0. 6	20.17	22	0. 3	11.46
23	0. 6	20. 5	23	0. 2	11.26
24	0. 6	19.52	24	0. 2	11. 5
25	0. 6	19.40	25	0. 2	10.45
26	0. 6	19.26	26	0. 2	10.24
27	0. 6	19.13	27	0. 1	10. 3
28	0. 6	18.59	28	0. 1	9.42
29	0. 6	18.45	29	0. 1	9.20
30	0. 6	18.31	30	0. 0	8.59
31	0. 6	18.16	31	0. 0	8.37

TABLES DU TEMPS MOYEN ET DE LA DÉCLINAISON
DU SOLEIL.

JOURS DU MOIS.	SEPTEMBRE.		JOURS DU MOIS.	OCTOBRE	
	TEMPS MOYEN au MIDI VRAI.	DÉCLINAISON du soleil. A MIDI MOYEN.		TEMPS MOYEN au MIDI VRAI.	DÉCLINAISON du soleil, A MIDI MOYEN.
	h m	o ′		h m	o ′
1	0. 0	8.16 B	1	11.50	3.14 A
2	0. 0	7.54	2	11.49	3.37
3	11.59	7.32	3	11.49	4. 1
4	11.59	7.10	4	11.49	4.24
5	11.59	6.47	5	11.48	4.47
6	11.58	6.25	6	11.48	5.10
7	11.58	6. 2	7	11.48	5.33
8	11.58	5.40	8	11.48	5.56
9	11.57	5.17	9	11.47	6.19
10	11.57	4.54	10	11.47	6.42
11	11.57	4.32	11	11.47	7. 4
12	11.56	4. 9	12	11.47	7.27
13	11.56	3.46	13	11.46	7.50
14	11.55	3.23	14	11.46	8.12
15	11.55	3. 0	15	11.46	8.34
16	11.55	2.36	16	11.46	8.56
17	11.54	2.13	17	11.45	9.19
18	11.54	1.50	18	11.45	9.40
19	11.54	1.27	19	11.45	10. 2
20	11.53	1. 3	20	11.45	10.24
21	11.53	0.40	21	11.45	10.45
22	11.53	0.17 B	22	11.45	11. 7
23	11.52	0. 7 A	23	11.44	11.28
24	11.52	0.30	24	11.44	11.49
25	11.52	0.54	25	11.44	12. 9
26	11.51	1.17	26	11.44	12.30
27	11.51	1.40	27	11.44	12.51
28	11.51	2. 4	28	11.44	13.11
29	11.50	2.27	29	11.44	13.31
30	11.50	2.51	30	11.44	13.51
			31	11.44	14.10

TABLES DU TEMPS MOYEN ET DE LA DÉCLINAISON DU SOLEIL.

JOURS DU MOIS.	NOVEMBRE. TEMPS MOYEN au MIDI VRAI.	DÉCLINAISON du soleil. A MIDI MOYEN.	JOURS DU MOIS.	DÉCEMBRE. TEMPS MOYEN au MIDI VRAI.	DÉCLINAISON du soleil, A MIDI MOYEN.
	h m	o ,		h m	o ,
1	11.44	14.29 A	1	11.49	21.51 A
2	11.44	14.49	2	11.50	22. 0
3	11.44	15. 7	3	11.50	22. 9
4	11.44	15.26	4	11.50	22.17
5	11.44	15.44	5	11.51	22.25
6	11.44	16. 3	6	11.51	22.32
7	11.44	16.20	7	11.52	22.39
8	11.44	16.38	8	11.52	22.45
9	11.44	16.55	9	11.53	22.51
10	11.44	17.12	10	11.53	22.57
11	11.44	17.29	11	11.54	23. 2
12	11.44	17.45	12	11.54	23. 7
13	11.44	18. 1	13	11.54	23.11
14	11.45	18.17	14	11.55	23.14
15	11.45	18.33	15	11.55	23.18
16	11.45	18.48	16	11.56	23.20
17	11.45	19. 2	17	11.56	23.23
18	11.45	19.17	18	11.57	23.25
19	11.46	19.31	19	11.57	23.26
20	11.46	19.45	20	11.58	23.27
21	11.46	19.58	21	11.58	23.27
22	11.46	20.11	22	11.59	23.27
23	11.47	20.24	23	11.59	23.27
24	11.47	20.36	24	0. 0	23.26
25	11.47	20.48	25	0. 0	23.24
26	11.48	20.59	26	0. 1	23.23
27	11.48	21.11	27	0. 1	23.20
28	11.48	21.21	28	0. 2	23.17
29	11.49	21.32	29	0. 2	23.
30	11.49	21.41	30	0. 3	23.
			31	0. 3	

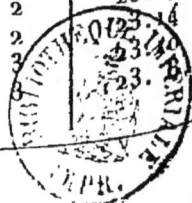

OCTOBRE 1863.

EXTRAIT DU CATALOGUE GÉNÉRAL

DE

MALLET-BACHELIER,

IMPRIMEUR-LIBRAIRE,

Quai des Augustins, 55.

Le Catalogue général est envoyé aux personnes qui en font
la demande par lettre affranchie.

En envoyant à M. Mallet-Bachelier un mandat sur la
Poste, les Ouvrages seront adressés *franco* dans toute
la France.

**ANNALES DE L'OBSERVATOIRE IMPÉRIAL
DE PARIS**, publiées par M. Le Verrier. In-4; 1855,
1856, 1857, 1858, 1859, 1861, 1863, tomes I, II, III, IV, V,
VI, VII.   189 fr.

Chaque volume se vend séparément.   27 fr.
Le VIIIe volume est *sous presse.*

**ANNALES DE L'OBSERVATOIRE IMPÉRIAL
DE PARIS**, publiées par M. U.-J. Le Verrier, Tomes I,
II, III, IV, V, VI, VII, VIII, XII, XIII, XIV, XV, XVI,
XVII des **OBSERVATIONS**. In-4 (en tableaux). 560 fr.

Chaque volume se vend séparément.   40 fr.
Ces volumes et ceux qui les suivront forment une série
spéciale, distincte de la partie théorique des *Annales.*
Cette série est destinée à la publication des Observations
réduites et discutées, et paraît sous le titre : *Annales de
l'Observatoire Impérial de Paris.* — **Observations.**

ANNUAIRE POUR 1864, publié par le Bureau des
Longitudes. In-18.   1 fr.

ARAGO (F.), Secrétaire perpétuel de l'Académie des
Sciences. — **Œuvres complètes.** 17 vol. in-8.   135 fr.
Chaque volume se vend séparément, à l'exception du
volume de Tables.   . 7 fr. 50 c.
Notices biographiques. 3 volumes.
Notices scientifiques. 5 volumes.

Astronomie populaire. 4 volumes
Mémoires scientifiques. 2 volumes.
Voyages scientifiques. 1 volume.
Mélanges. 1 volume.
Table générale. 1 volume.   15 fr.

ARAGO (F), Secrétaire perpétuel de l'Académie des Sciences. — **Analyse de la Vie et des Travaux de sir William Herschel.** In-18.   2 fr.

BABINET, membre de l'Institut (Académie des Sciences). — **Études et Lectures sur les Sciences d'observation et leurs applications pratiques.** In-12, sur papier fin. Chaque volume se vend séparement....... 2 fr. 50 c.

1er **volume** : *sur les Mouvements extraordinaires de la mer, — les Comètes au XIXe siècle, — la Télégraphie électrique, — l'Astronomie en 1852 et 1853, — Astronomie descriptive, — la Perspective aérienne, — le Stéréoscope et la vision binoculaire, — Voyage dans le ciel.*

2e **volume** : *les Tables tournantes et les manifestations prétendues surnaturelles, — l'Électricité ouvrière, — la Sibérie et les climats du Nord, — Influence des courants de la mer sur les climats, — sur les Tremblements de terre et sur la constitution intérieure du globe, — Bulletin de l'Astronomie et des Sciences pour 1853 et 1854, — de l'Arrosement du globe, — des Tables tournantes au point de vue de la Mécanique et de la Physiologie, — la Météorologie en 1854 et ses progrès futurs.*

3e **volume** : *du Diamant et des Pierres précieuses, — des Phares et de la Lumière artificielle, — Physique du globe, — Quillebœuf, — la Méditerranée, — de la Pluralité des mondes.*

4e **volume** : *la Terre avant les époques géologiques, — de la Constitution intérieure du globe terrestre et des Tremblements de terre, — de la Pluie et des Inondations, — l'Astronomie en 1855, — les Saisons sur la terre et dans les autres planètes, — sur les Progrès récents de la Galvanoplastie, — de l'Application des Mathématiques transcendantes, — la Vie aux divers âges de la terre, — des Eaux minérales et de la Chaleur centrale de la terre.*

5e **volume** : *sur la Sécheresse, les Irrigations et les Reboisements. — (Séance des cinq Académies 1858). — XIX Articles sur l'Astronomie et la Météorologie.*

6e **volume** : *de l'Aimant et du Magnétisme terrestre, — L'Océan islandais, — Théorie physique des Vêtements, — XIII Articles sur l'Astronomie et la Météorologie.*

7ᵉ volume : *Sur les Pierres précieuses, à l'occasion d'un livre intitulé* Lithiaka. — *De la Télégraphie sous-marine.* — *De la Télégraphie électrique et des Télégraphes sous-marins.* — *Théorie physique des vêtements.* — *Un jour d'observations dans les Pyrénées.* — *Cosmogonie de Laplace.* — **La grande Comète de 1861 :** *Les Comètes en général.* — *Newton et sa Théorie du mouvement des Comètes.* — **Astronomie et Météorologie :** *Les visites à la mer.* — *La Lune rousse.* — *Service météorologique des ports de France.* — *L'éclipse de 1860.* — *Le Télescope et l'Astronomie d'amateur.* — *Carte de la Lune, par MM. Lecouturier et Chapuis.* — *Les perturbations célestes et celles de la Lune.* — *Nombre des petites planètes nouvelles et de toutes les planètes de l'univers visible.* — *Tremblements de terre et état de fusion de l'intérieur du globe.* — *Mercure et Saturne en 1861.* — *Ravages du mascaret et présomption de deux violents mascarets pour septembre et pour octobre.* — *L'âge du siècle.* — *Encore les tremblements de terre.* — *Le Dictionnaire d'Histoire et de Géographie de M. Bouillet.* — *Passage de Mercure sur le Soleil.* — *La lumière cendrée de la Lune.* — *Encore un mot sur la Lune rousse.* — *Le public français et la Météorologie.* — *Le Cosmos de Humboldt, les Œuvres de F. Arago et l'Atlas du Cosmos, édités par Gide.* — *Le Télescope dans l'antiquité.* — *Télescope bourgeois et Astronomie pour tous.* — *La Terre.* — *Ses dimensions.* — *Ce qui a été fait et ce qui reste à faire.* — *Constitution physique de l'intérieur de la Terre.* — *Sa surface.* — *Catastrophes successives qui en ont changé l'aspect.* — *Son état actuel.* — *Éclairage, chauffage, arrosement, productions du globe, en un mot, sa météorologie.* — *Notes sur quelques actualités scientifiques.*

Le tome VIII est sous presse.

BABINET, de l'Institut, et **HOUSEL,** professeur de Mathématiques. — **Calculs pratiques appliqués aux Sciences d'observation.** In-8, avec 75 figures dans le texte; 1857.
6 fr.

BALTZER (Dʳ **Richard**), professeur au Gymnase de Dresde. — **Théorie et applications des Déterminants,** avec l'indication des sources originales, traduit de l'allemand, par *J. Hoüel,* docteur ès Sciences. In-8; 1861.
5 fr.

BARRESWIL et DAVANNE. — **Chimie Photographique,** contenant les éléments de Chimie expliqués par des exemples empruntés à la Photographie; les procédés de Photographie sur glace (collodion humide, sec ou albuminé), sur papiers, sur plaques; la manière de préparer soi-même, d'essayer, d'employer tous les réactifs et d'utiliser les résidus, etc.; 3e édit., entièrement refondue et ornée de 51 fig. dans le texte. In-8; 1861.   7 fr. 50 c.

BASSET (**N.**), Chimiste. — **Précis de Chimie pratique,** ou **Eléments de Chimie vulgarisée,** renfermant les faits les plus incontestables de la Science chimique, les formules et les équivalents, les méthodes les plus rationnelles de préparation et d'analyse des corps les plus usuels, ainsi que les principales applications de la chimie aux arts et à l'industrie. In-18 jésus de 642 pages, avec figures dans le texte; 1861.   5 fr.

BAUDUSSON. — **Le Rapporteur exact,** ou **Tables des** cordes de chaque angle, depuis une minute jusqu'à cent quatre-vingts degrés, pour un rayon de mille parties égales, augmenté de la nouvelle division du cercle en parties centésimales, ou **Tables** des cordes de tous les arcs du demi-cercle, de 10 en 10 minutes, avec une colonne des différences, au moyen de laquelle on peut prendre à vue les unités des minutes; par C. M. R. G., l'un des anciens Calculateurs des grandes Tables trigonométriques du Bureau du Cadastre. A l'usage des Ingénieurs du Cadastre, de ceux qui lèvent des plans au Graphomètre et qui s'occupent de la Gnomonique, ou art de tracer des Cadrans solaires. In-18, 4e édit.; 1861.   2 fr.

BENOIT (**P.-M.-N.**), ingénieur civil, ancien élève de l'Ecole Polytechnique, l'un des cinq fondateurs de l'Ecole centrale des Arts et Manufactures. — **La Règle à Calcul** expliquée, ou **Guide du Calculateur** à l'aide de la **Règle** logarithmique à tiroir, dans lequel on indique le moyen de construire cet instrument, et l'on enseigne à y opérer toutes sortes de calculs numériques. Fort vol. in-12, avec pl.   5 fr.

La **Règle à Calcul** (*Instrument*) se vend séparément 6 fr.

BENOIT (**P.-M.-N.**). — **Guide du Meunier et du Constructeur de Moulins.** 1re *Partie:* Constructions des moulins. 2e *Partie:* Meunerie. 2 vol. in-8 de 900 pages, avec 22 planches contenant 638 figures; 1863.   16 fr.

BERTHELOT, professeur de Chimie organique à l'Ecole de Pharmacie. — **Chimie organique fondée sur la synthèse.** 2 forts volumes in-8 (1520 pages), tirés sur grand raisin; 1860.   20 fr.

www.ingramcontent.com/pod-product-compliance
Lightning Source LLC
Chambersburg PA
CBHW060525210326
41520CB00015B/4309